$T d \, {}^{57}/_{245}.$

CONSIDÉRATIONS

PRATIQUES

Sur la propagation du Choléra-Morbus,

ET SUR LES CIRCONSTANCES

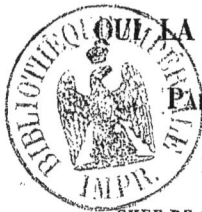

QUI LA FAVORISENT OU L'ARRÊTENT,

Par M. le Docteur PASCAL,

MÉDECIN PRINCIPAL D'ARMÉE,

CHEF DE SERVICE A L'HÔPITAL MILITAIRE DE BAYONNE;

Chevalier des ordres de la Légion d'Honneur et de Charles III d'Espagne; Membre de plusieurs Sociétés savantes nationales et étrangères.

Principiis obsta.

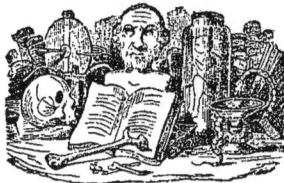

BAYONNE,

IMPRIMERIE DE VEUVE LAMAIGNÈRE NÉE TEULIÈRES,

RUE PONT-MAYOU, 39.

CONSIDÉRATIONS PRATIQUES

Sur la propagation du Choléra-Morbus et sur les circonstances qui la favorisent ou l'arrêtent,

Par M. le Docteur PASCAL,

Médecin principal d'armée.

———————

Dès l'époque de son apparition en Europe, le choléra-morbus a frappé tous les esprits par son mode singulier de propagation.

Né dans l'Inde, aux rives de l'Ougly, où il était depuis longtemps endémique, ce fléau s'est étendu de là sur l'Europe par des routes diverses.

C'est en 1817, époque de sa première invasion moderne (1), qu'il est, pour la première fois, sorti des bords du Gange, pour se répandre de là dans tous les pays civilisés de l'Occident, plus tard en Amérique, et enfin en Afrique.

Le cercle qu'il a parcouru dans cette prodigieuse pérégrination est véritablement immense. On peut dire que tous les lieux habités de la terre ont en quelque sorte été visités par lui. Partout il a pu faire sentir sa meurtrière nature et sa désastreuse malignité. (2)

Les caravanes, les navires ont été, dans le Midi de l'Asie et de l'Europe, les voies de propagation notées par les observateurs.

Dans le Nord de l'Europe, la propagation du fléau s'est effectuée principalement par les armées russes et polonaises qu'il a décimées.

Puis cette propagation s'est faite par l'attraction morbide ou magnétique, en quelque sorte, des centres de population; par l'influence des villes qui offraient la plus grande concentration d'hommes ou la densité de population la plus prononcée.

C'est du moins ainsi que l'affection a paru marcher d'Orient en Occident, lorsque, sous les yeux des observateurs attentifs, elle a successivement frappé avec tant de prédilection les grandes capitales d'abord, puis les villes moindres, franchissant, pour ainsi dire d'un bond, tous les intermédiaires; allant de Moscou et de Pétersbourg à Varsovie; de Varsovie à Berlin; de Berlin à Sunderland; de Sunderland à Londres; de Londres à Paris.

Il semblait alors évident que toutes les grandes réunions d'hommes offraient au fléau les conditions d'explosion et d'alimentation les plus certaines; les causes de désastres et de ruine les plus manifestes.

Mais en même temps que cette observation se réitérait et se confirmait, une autre plus spéciale était également recueillie. C'est que dans les villes populeuses envahies, c'était toujours ou presque toujours dans les quartiers les plus insalubres, les plus bas, les plus humides, les plus pauvres, les plus malsains qu'apparaissaient les premiers cas de maladie.

Ce n'était ensuite que par degrés que l'affection abandonnait ces premiers quartiers, ces quartiers mauvais, pour se porter de là vers les parties plus élevées, plus saines et plus riches de la ville.

Ce fait a été répété partout et a mis en relief toute l'importance des mesures hygiéniques qui sont devenues depuis si générales et si nécessaires.

D'autres faits encore ont caractérisé cette propagation du choléra.

Tandis que, par exemple, les grandes villes, les villes populeuses étaient particulièrement intéressées, les villes de bains, les villes d'eaux minérales étaient rarement ou faiblement atteintes ; de même que les localités minières, celles où le charbon de terre, la houille, le coke sont particulièrement extraits ou consommés en grand.

D'où il semblerait résulter que les émanations animales et humaines sont bien autrement actives pour développer le choléra, que les émanations purement minérales, si même ces dernières ne constituent pas une sorte de préservation.

On conçoit l'importance et les conséquences pratiques d'une telle observation. Le charbon, anti-putride renommé, serait-il aussi l'antidote du choléra ? ou sa faculté absorbante, qui a déjà été si précieusement mise à profit dans certains cas, pourrait-elle produire intérieurement des effets utiles ?

C'est à l'expérience à prononcer à cet égard. Les données de la théorie sont toujours vagues et incertaines quelque rationnelles qu'elles puissent paraître.

Disons-le, toutefois, M. Biett, qui a prescrit en 1832 le charbon de bois dans la diarrhée cholérique, dit l'avoir trouvé utile dans ce cas.

Parkin recommande aussi le charbon et l'acide carbonique dans la première et la deuxième période, comme détruisant, d'après lui, le miasme cholérique. (*Memoria sobre, etc., por el Señor Juan Parkin.* — Barcelone, 1834.)

M. le docteur Lucas, d'Orléans, qui signale toute la gravité des faits précédents, propose la combustion de la houille grasse comme un utile préservatif à essayer.

Des observations analogues ont également été faites par rapport à la vertu préservatrice du soufre, de l'acide sulfureux, du gaz chlorhydrique ; lesquels, dans les fabriques où ils se dégagent, à Marseille, paraissent avoir préservé les ouvriers. Les tanneurs et les ouvriers de la manufacture des tabacs seraient aussi dans le nombre des individus les moins maltraités.

Un médecin, M. le docteur Graperon, résidant en Crimée, à Théodosie, paraît avoir obtenu des succès prodigieux dans la peste, par l'emploi, comme désinfectant, d'un mélange d'une partie de nitre avec quatre parties de soufre. Les cônes ou bougies d'une once obtenus par ce mélange, allumés par leur extrémité, produisaient des effets très-prompts et très-sensibles. Leur emploi valut à l'auteur une récompense publique. Leur usage pourrait-il être utile dans le choléra ? On peut le croire. L'essai devrait en être tenté.

La fabrique d'amorces fulminantes du Bas-Meudon, où il se dégage beaucoup de gaz nitreux, a été exempte de l'affection cholérique.

Enfin la déflagration de la poudre a paru, en Pologne et à Paris, être favorable comme désinfectant en temps d'épidémie.

Depuis l'époque de la première invasion du choléra en Europe, tous les observateurs avaient remarqué le danger des ingestions d'eau froide. Mais une observation récente vient de mettre en relief l'influence funeste de la qualité méphitique des eaux de rivière servant à l'alimentation des populations.

Les effets purgatifs de l'eau de la Seine, à Paris, étaient bien connus des étrangers, et n'ont probablement pas dû être indifférents à la production du mal.

Mais l'influence des eaux de la Tamise vient d'être reconnue d'une manière complète par deux observateurs distingués. M. Snow et M. le docteur Carpanter viennent de constater que les eaux de la Tamise prises pour l'usage des habitants, au-dessous du lieu où se jettent les égoûts de la ville, ont été bien autrement dangereuses que celles qui sont puisées au-dessus du point de jonction des égoûts.

Les premières, très-chargées de chlorure de sodium et de matières animales, alimentent 23,396 maisons où elles sont conduites par la Compagnie du *Southwark and Vauxhall*, tandis que les secondes, plus saines, sont portées par la Compagnie *Lambeth* dans 34,217 maisons.

Or, pendant les sept premières semaines de l'épidémie à Londres, en 1854, les premières maisons ont vu 1,224 décès cholériques, tandis que les secondes n'en ont présenté que 93.

Telle est donc la gravité des influences, que les eaux impures, comme l'air corrompu, sont également funestes. Se préserver des unes et de l'autre, c'est également écarter le fléau, puisque ce dernier paraît invariablement s'attacher à leur présence.

Si de ces circonstances en quelque sorte *extérieures*, nous passons aux conditions *intérieures* ou organiques, nous voyons aussi que des faits essentiels ont également été notés sous ce rapport comme favorables à l'explosion du choléra.

C'est ainsi que les sujets affaiblis, épuisés par de graves maladies antérieures, ont paru être particulièrement la proie inévitablement offerte au fléau.

Puis tous ceux que des excès, des imprudences graves troublaient et affaiblissaient, étaient à leur tour entrepris.

Ainsi, après les phthisiques, les diarrhéiques, les asthmatiques, les sujets languissants de toute sorte saisis par l'épidémie naissante, sont venus les sujets atteints d'indigestion, les débauchés, les hommes épuisés par des fatigues excessives, les hypocondriaques, les peureux, les hommes atteints de passions débilitantes.

Tout ce qui troublait l'économie ou la jetait dans l'anxiété, le désordre ou la faiblesse, paraissait également fournir la route certaine et irrésistible du mal.

Nous fûmes, en 1832, à Metz et à Thionville, au sein de l'épidémie qui y sévit. Rien dans tout ce que nous vîmes ne nous parut contraire aux observations qui précèdent, ni devoir modifier à leur égard le moindre changement.

Mais nous fûmes témoin à cette époque d'un fait très-explicite et très-précis que nous croyons devoir rappeler, parce qu'il nous frappa d'une vive lumière, et nous parut mériter, de la part des observateurs, une attention toute spéciale. L'étiologie du choléra nous parut, par cette circonstance, éclairée d'une manière plus directe sinon nouvelle.

Quelques cas de choléra s'étaient déjà montrés, çà et là, dans Thionville et les environs, quand éclatait tout à coup l'épidémie à l'hôpital militaire de cette ville, le 9 mai 1832.

L'apparition du fléau dans cet établissement fut cruelle. Une panique s'ensuivit; presque tous les sujets un peu valides voulurent quitter l'hôpital et s'en fuirent dans leurs casernes. L'hôpital fut un moment considéré comme un lieu de malédiction.

Plus tard, ce ne fut que peu à peu, et après les appropriations convenables des locaux, que les malades rassurés consentirent à y revenir.

Or, quel était l'état de l'établissement au moment où nous y prîmes le service?

Envoyé de Metz pour remplacer les médecins militaires de Thionville tombés malades, nous constatâmes ce qui suit :

L'hôpital, situé par la rive droite de la Moselle, au delà du pont couvert, était entouré d'arbres touffus qui remplissaient aussi ses cours intérieures. Le feuillage des arbres arrivait devant les croisées et y barrait en quelque sorte le passage de l'air. Il résultait de là que l'air était comme emprisonné dans l'établissement où l'aération était fort difficile. Puis l'encombrement des salles étroites et basses des bâtiments, joint à l'insalubrité des latrines, y plaçaient véritablement les sujets traités dans des conditions spéciales de macération aérienne et miasmatique.

Je ne pus mieux caractériser ces conditions à cette époque, qu'en établissant que l'air de l'hôpital y était *stagnant* ; et qu'il se chargeait incessamment et se *saturait* d'émanations animales miasmatiques continuelles respirées par les malades.

Quelques faits particuliers vinrent compléter cette observation. Un détachement d'infirmiers venus de Metz pour faire le service à Thionville où les servants manquaient, furent réunis dans une salle intérieure, unique. Là, ces infirmiers, comme encombrés, couchaient, mangeaient, se nettoyaient, travaillaient dans le local unique qui leur avait été assigné.

A peine installés, deux d'entr'eux furent tout aussitôt frappés. L'air nidoreux de leur salle me donna sur-le-champ la mesure du danger qu'ils couraient.

Ce fut à combattre les causes qui se révélaient que mon esprit s'appliqua dès ce moment. Aidé, soutenu, puissamment secondé par les autorités locales, tout ce qu'il était immédiatement possible de faire dans ce but fut fait; et, il faut le dire à la louange de tous, l'épidémie s'arrêta.

Or, c'est (ainsi que je l'ai publié en 1836) « la *stagnation* de l'air qui s'altère, se corrompt, qui nous paraît la plus fâcheuse de toutes les circonstances, celle à laquelle il importe de remédier avec la plus vive sollicitude. La ventilation des salles, des appartements, le feu des cheminées ou des fourneaux; l'isolement, l'aération des lieux et des habitations, tels sont, disions-nous alors, les moyens à employer pour arriver à ce but. »

« Si la classe pauvre, ajoutions-nous, a souffert davantage du choléra, nous croyons qu'il est permis de l'attribuer à cette influence de l'insalubrité et de la stagnation de l'air. » (*)

~~~~~~~~~~

M. le professeur Piorry (dans sa dissertation pour le concours d'hygiène, en 1838) a fait connaître avec détail des faits analogues très-nombreux, qui concernent les divers établissements de la capitale. A la Salpétrière, notamment, l'influence pernicieuse de l'encombrement s'est présentée d'une manière frappante. Les malades gravement atteints habitaient les dortoirs les plus en-

---

(*) *Mémoire sur le Choléra-Morbus qui a régné épidémiquement à Metz en 1832*, pages 297 et 299.

combrés, et particulièrement les lits situés dans les lieux les plus mal aérés **et** placés dans les coins des salles.

Chaque fois qu'on pratiquait la rénovation de l'air, tantôt dans une partie isolée du service, tantôt dans sa totalité, le lendemain aucun nouveau malade n'était frappé de choléra grave.

En ville, les alcôves, les logements étroits; ceux où l'air n'était pas renouvelé, étaient précisément ceux où l'on observait les cholériques graves, à tel point qu'il y avait une relation presque constante entre la gravité des symptômes et l'exiguïté des habitations.

Ainsi donc, par suite de tous ces faits, il est permis de le redire encore avec M. Piorry et avec les savants auteurs du *Compendium de Médecine pratique*, l'encombrement, l'air non suffisamment renouvelé et la densité de la population doivent figurer parmi les causes qui président au développement du choléra.

Le fait hygiénique particulier que nous signalons ici n'est certes pas un fait nouveau. De tous temps on a reconnu et proclamé les dangers de l'encombrement, les avantages de la ventilation.

Il est même peu de maladies épidémiques qu'on n'ait attribué à l'encombrement ou qu'on n'ait fait venir de l'entassement des hommes et surtout des malades.

Le typhus, qui a dévasté nos hôpitaux en 1813 et 1814, n'avait certes pas d'autre origine.

Malgré les effets si heureux des fumigations chloriques, l'encombrement, plus puissant, y bravait bien des obstacles. En effet, comment faire équilibre, par nos faibles moyens désinfectants, à une cause d'émanations et d'insalubrité perpétuelle, incessante, partout alors répétée, si souvent maligne?

Quelle que puisse être l'efficacité bien réelle, bien démontrée du chlore pour décomposer et détruire les miasmes, il est toujours très-prudent de rechercher et de prévenir l'origine du mal lui-même, c'est-à-dire, les causes d'encombrement et de la stagnation ou de la viciation de l'air.

L'aération constante, l'isolement, l'établissement des feux paraissaient donc plus efficaces par leur permanence que les désinfectants eux-mêmes qu'on pouvait si souvent n'avoir pas sous sa main, ou dont l'emploi pouvait ne pas être suffisamment étendu.

Tous les autres fléaux qui affligent l'humanité, surtout la fièvre jaune, la peste, comme le typhus et le choléra, semblent également tenir de la cause dont nous parlons une activité meurtrière.

Mais le choléra parait emprunter particulièrement de la réunion des masses humaines son éclosion ou son explosion, quand son principe, quand l'influence cachée qui le fait naître se sont déjà répandus sur un pays.

Pour que la combustion s'effectue, pour qu'un incendie éclate, il ne suffit pas que le calorique existe dans les corps; il faut encore que ces corps, susceptibles de brûler, soient rapprochés. Sans ce rapprochement des corps combustibles, sans leur disposition spéciale, favorable à la circulation de l'oxigène de l'air qui doit alimenter le foyer, jamais ces corps ne brûleraient, jamais il n'y aurait d'incendie.

En appliquant aux phénomènes morbides, par analogie, cette donnée de la physique, nous voyons qu'il ne suffit pas, pour s'expliquer la manifestation du choléra, d'admettre l'existence du principe ou de l'agent cholérique.

Ce poison animal, cet élément toxique si subtil, pareil au virus variolique, à celui de la rougeole, de la scarlatine, ou au principe de la fièvre jaune ou de la peste, pourrait se répandre dans l'air, et pénétrer les corps sans témoigner ostensiblement de son existence. Mais dès que les conditions qui favorisent ses effets sont réunies, alors l'affection apparaît et l'épidémie éclate.

Ce sont ces conditions d'explosion du fléau qu'il faut surtout étudier, puisque c'est par elles qu'en ce moment il nous est surtout permis de le combattre. (3)

M. le docteur Edouard Féraud, dans une brochure intitulée : *Le Choléra devant l'humanité* (1849), poursuit avec beaucoup de verve et un grand talent le procès de la destruction radicale du fléau par les soins hygiéniques. De plus en plus convaincu de la faiblesse de nos moyens curatifs et de tout l'avantage de prévenir, il se livre à l'idée hygiénique comme à l'idée humanitaire et sociale au triomphe de laquelle les peuples doivent consacrer toutes leurs forces. Une *armée sanitaire*, résultant de l'alliance des gouvernements avec la science, lui paraîtrait la seule voie qui puisse permettre d'extirper tous les fléaux, particulièrement le choléra-morbus, objet de tant d'expériences infructueuses.

Quoi qu'il en soit de cette manière de voir, la plus généralement admise aujourd'hui, et en apparence la plus plausible ; cependant, sous d'autres points de vue, le choléra pourrait être envisagé, non plus comme une affection purement miasmatique, mais tout au contraire comme une affection essentiellement nerveuse, et à ce titre procédant d'après d'autres lois.

En effet, si à l'occasion d'un écrit consacré tout entier à l'observation ordinaire des sciences, il était permis d'entrer dans le champ des hypothèses ; de franchir, par conséquent, la limite qui sépare les faits physiques des faits purement intellectuels ; nous dirions que l'essence du choléra se présente toute autre qu'elle n'est ordinairement envisagée. (4) Cette nature nous paraît dépendre de l'état spirituel de l'homme, plutôt que de son état matériel et physique, dans le sens ordinaire des mots.

Je m'explique. Chacun sait que l'*idée* est de sa nature contagieuse ; que les idées bonnes, comme les idées mauvaises, ont leur succès, leur progrès ou leur domination ; que lorsqu'une idée mauvaise nous est communiquée, elle produit sur notre âme une impression qui décide de sa marche. Si elle trouve notre esprit faible, elle nous subjugue ; si, au contraire, notre âme est pure ; si sa foi est vive, la conscience exempte de tout levain mauvais, dès lors cette idée mauvaise est à l'instant même repoussée, ou infériorisée, ou annihilée. L'empire auquel elle aspirait est détruit ; l'homme qui la dictait ou la propageait, renversé.

Telle est, dans le monde moral, la marche ordinaire des idées, je veux dire des phénomènes intellectuels qui gouvernent tout.

C'est dans cet ordre de faits intellectuels qu'il me semble nécessaire de se placer pour rendre compte de l'origine, de la marche et des effets du choléra, et par suite d'assigner à cette affection sa véritable cause.

Pour que le choléra se déclare sur un sujet (du moins autant qu'on peut en juger par une observation intime répétée), c'est toujours ou presque toujours par un affaiblissement ou un trouble préalable qu'il faut débuter.

Ce trouble précède et caractérise la situation.

Le méphitisme de l'air respiré, quelque pernicieux qu'il soit, reste extérieur tant que la prédisposition intérieure funeste est écartée.

Si donc, par l'effet de causes déterminées, je ne dirai pas une idée, mais une influence morale vient à naître ; si le saisissement produit par le froid des nuits pendant les étés brûlants ; si l'impression des boissons glacées, des spiritueux, des fruits verts ; si la peur, si la colère, si le dégoût viennent à produire une fascination, un agacement nerveux intérieur que l'économie ne puisse pas vaincre et dominer, c'en est fait de la vie ; l'innervation éprouve tout aussitôt une sorte de décomposition ; le lien qui unissait les fluides aux solides est comme brisé, et dès ce moment la machine humaine se trouve comme démontée.

La force est perdue, parce que le lien électrique ou vital qui unissait les éléments s'est relâché. Enfin, il s'est effectué au sein des organes, des répulsions qui ont séparé ce qui était uni et concordant.

Par suite de cette explication toute électrique, toute vitale, d'autres diraient toute subtile et quintescenciée, la force intrinsèque du sujet, sa résistance morale, sa fixité spirituelle, sa solidité nerveuse, sembleraient les conditions les plus heureuses pour résister au mal ; et ce seraient les âmes les mieux *trempées*, celles dont la sérénité et la foi sont les plus vives, qui réuniraient aussi les meilleures conditions de santé et de préservation cholérique.

Or, qui dira que les faits de choléra ne justifient pas de tout point cette théorie ou cette hypothèse ? Qui dira que les âmes héroïques qui, par piété ou par dévouement, bravent sans danger tant de fatigues au milieu des cholériques, ne sont pas toutes des âmes fermes, des âmes pures, des âmes inaccessibles aux impressions mauvaises ?

N'est-ce pas à leur nature plus élevée, plus intègre, je dirais presque plus sainte, qu'il faut rapporter cette miraculeuse préservation qui les distingue et les glorifie ?

Mais je vois arriver une objection à cette hypothèse en apparence si étrangère à toute contradiction.

Mais, dira-t-on, il semblerait résulter de ce qui précède que le choléra est toujours *individuel*, toujours *sporadique*, tandis qu'au contraire, nous le voyons incessamment emprunter la marche *épidémique ?* Comment concilier l'opinion de la propagation morale des impressions cholériques avec cet état de force ou de faiblesse toujours individuel ?

C'est précisément cet état individuel de force ou de faiblesse des sujets qui fait tout le danger d'un premier cas de maladie. Si les hommes n'étaient liés entr'eux par aucun rapport, sans doute les faits, les cas de maladie seraient de suite isolés.

Mais l'état social a des lois contraires. Tous les hommes sont intimement unis entr'eux, et l'idée ou le mal de l'un ne sauraient jamais rester isolés.

L'humanité est solidaire dans tous ses membres. Que de fois cette intime et mystérieuse union des hommes n'a-t-elle pas suggéré mille désastres ? L'histoire de nos dernières années foisonne de tels faits. Les habitudes moutonnières des hommes, la puissance de l'imitation tant proclamée, viennent tout aussitôt nous dire combien l'objection est vaine et peu fondée !

Les impressions nerveuses dites *navrantes* ou *saisissantes* chez les sujets méphitisés expliqueraient donc, dans l'hypothèse que nous poursuivons, les phénomènes cholériques et donneraient la mesure de leur gravité et de leur danger.

Au reste, quoi qu'il en soit de ce point de vue étiologique particulier, la nécessité de veiller aux circonstances qui préparent l'affection n'en doit pas être moins vive.

Sortant donc de l'hypothèse morale pour rentrer dans le domaine physique, nous dirons ce qu'en cas d'épidémie l'expérience semble tous les jours démontrer utile.

Disséminer la population en pareille circonstance semble la voie la plus courte et la plus sûre pour enrayer le mal.

Puis l'aération, qui prévient la stagnation de l'air méphitique et qui détruit pour chaque malade en particulier et pour son entourage les dangers des émanations morbides.

C'est ce fait qu'avaient signalé depuis longtemps les observateurs. Nous l'avons constaté nous-même plusieurs fois.

M. Lacaille, chirurgien à l'Ile Bourbon, l'avait également noté *(Journal universel des sciences médicales*, t. 37, 109e cahier). Ce praticien reconnaît que l'infection se renferme dans un cercle très-petit, s'étend lentement dans l'atmosphère ; que la contagion n'a point lieu d'individu à individu, mais d'un grand corps à un autre ; enfin, qu'on se garantit de la maladie en se plaçant sur les hauteurs exposées à tous les vents.

Si donc quelques faits particuliers paraissent en contradiction avec ces données si positives, c'est que ces faits particuliers ont été sans doute mal étudiés ou mal définis.

La stagnation de l'air, si pernicieuse en temps d'épidémie, peut se trouver dans les localités, dans les bâtiments en apparence le plus favorablement situés.

En effet, la maison la plus élevée, si elle est mal tenue, mal aérée ; si des habitudes de réclusion, de malpropreté ou de laisser-aller rendent l'air qu'y respirent ses habitants fétide ou malsain, quelle ne sera pas la funeste illusion de ceux qui la croiront salubre, ne prenant garde qu'à la belle situation du bâtiment, et ne tenant nul compte des habitudes vicieuses intérieures de ceux qui y logent!

L'expérience de dispositions de ce genre nous fait penser que l'analyse attentive de ces contradictions peut faire jaillir la lumière là où l'obscurité paraissait complète.

C'est dans cet esprit d'investigation qu'il nous semble utile de rechercher le fait si extraordinaire allégué tout récemment dans les journaux relativement à la ville de Gray.

Gray, nous dit-on, a été frappé deux fois, en 1849 et en 1854, dans ses parties les plus salubres et les plus aérées.

En 1849 la ville fut seule atteinte, tandis que les villages voisins, moins bien situés, étaient exempts.

En 1854, les parties supérieures de la ville, des casernes parfaitement exposées et aérées sont surtout frappées par le fléau.

Les parties inférieures, au contraire, sont moins intéressées. Quelques villages humides et marécageux, les communes Etchevannes et Bathzans sont épargnées. (*Gazette des Hôpitaux* du 2 septembre 1854, nº 104.)

Les observations qui précèdent s'appliquent de tout point aux faits plus récents encore rapportés avec tant de gaieté et une verve si spirituelle et si piquante par M. Blanchard, dans le feuilleton du *Siècle* du 23 novembre 1854. Ces faits ont été reproduits dans la plupart des autres journaux politiques.

M. Dausse, ingénieur des ponts et chaussées à Grenoble, rapporte que cette année (1854) l'épidémie a marché la tête plus haute ; qu'elle a gravi les régions élevées ; qu'elle a escaladé jusqu'aux Alpes, exerçant ses ravages sur ces sommets avec autant d'énergie et d'*aisance* que dans les terres basses et dans l'air infect de nos grandes villes.

C'est ainsi que le choléra a sévi à Mens, à Bourg-d'Oisans, surtout à Revier-d'Allemont, tout à fait dans les Alpes et sur les Alpes.

À La Mure, localité extrêmement saine, où l'air est très-vif et très-pur, l'épidémie, dit-on, a été terrible. Il y a eu 280 morts sur une population de 3,648 habitants.

Une observation très-curieuse a été faite à l'occasion des faits qui précèdent. Pendant les deux mois et plus qu'a duré l'épidémie, à Grenoble, les hirondelles ont disparu. Ces volatiles ne sont revenus, au commencement de novembre, que lorsque le fléau était éteint.

L'instinct de ces animaux si précieux pour découvrir les moindres traces de miasmes, semblerait avoir été mis également à l'épreuve à Marseille. D'après le *Courrier* de cette ville, un jeune phthisique vit mourir près de lui un jeune oiseau qu'il força de respirer l'air méphitique sortant de ses poumons.

Mais à côté de ces citations dont le caractère et la portée auront frappé bien des lecteurs, nous rapporterons des faits tout autres et bien autrement concluants.

Ces faits prouveront que la propagation et la marche du choléra n'est pas si diverse qu'il semblerait ; que toutes les influences et toutes les localités ne sont pas également indifférentes pour sa production.

Ces faits prouveront une fois de plus qu'à vingt-deux ans de distance, les mêmes observations et les mêmes conclusions peuvent se reproduire.

La *Presse* du 25 octobre 1854, dans sa correspondance particulière, rapporte les faits suivants :

« L'arrivée d'un certain nombre de cholériques envoyés de la Crimée inspirait des craintes sérieuses. Mais M. Michel Lévy, directeur du service de santé de l'armée, a fait disparaître par une sage mesure toutes les appréhensions et tous les dangers.

« Les cholériques ont été isolés, sous des tentes ; et la terrible maladie dont ils étaient atteints ne s'est pas propagée. Cette méthode avait déjà été expérimentée, du reste, à Varna. Les conséquences en sont complètes et décisives.

« Sous les tentes où l'aération est complète et continue, on a perdu un tiers des malades, tandis qu'on en a perdu deux tiers dans les hôpitaux. Les derniers cholériques venus de la Crimée sont, au reste, convalescents. L'épidémie, après une violente recrudescence, décline sensiblement. »

Dans une communication postérieure, lue le 7 novembre 1854 à l'Académie impériale de médecine de Paris, M. Michel Lévy confirme les faits précédents déjà publiés par la *Presse*. Ce praticien si distingué proclame, au point de vue hygiénique, la *nécessité de la dissémination des cholériques et d'une aération continue pour prévenir ou pour dissiper l'infection*. (*Gazette des Hôpitaux*, du 9 novembre 1854.)

Dans un mémoire adressé à l'Académie de médecine, M. Rochard, médecin de la marine, rapporte avoir fait des observations semblables à celles de M. le docteur Michel Lévy, et en avoir tiré les mêmes conclusions. (*Gazette des Hôpitaux* du 23 novembre 1854.)

Déjà en 1831, à Vienne, en Autriche, des moyens analogues avaient obtenu le plus grand succès. M. Gendrin (*Monographie du Choléra-Morbus*) rapporte que, dans cette capitale, pour diminuer l'encombrement des casernes, une partie de la garnison avait été mise sous la tente. Les effets de cette mesure furent si heureux que les invasions de maladie tombèrent subitement de deux cents à cinquante, et qu'aucun soldat de la garnison campée ne fut pris du choléra.

Enfin à Londres, en 1854, l'influence des localités s'est fait sentir de la manière la plus évidente. Les décès cholériques se sont trouvés d'autant plus nombreux que l'habitation des malades était placée plus bas, et par conséquent dans des conditions d'humidité et d'insalubrité de plus en plus grande. Sur 100,000 habitants de cette immense cité, la mortalité a été :

1° Dans la région inférieure (10 pieds au-dessus de la Tamise), de 287;

2° Dans la région moyenne (de 10 à 40 pieds au-dessus de la Tamise), de 109;

3° Dans la région supérieure (de 40 pieds au-dessus de l'eau), de 32. (*)

Quel que soit donc le principe caché, miasmatique, morbide, ou même électrique du choléra, principe encore ignoré dans son essence, certaines conditions président évidemment à sa manifestation. Ces conditions sont bien connues et peuvent être combattues avec succès. Nous les résumons ci-après.

CONCLUSIONS PRATIQUES.

I.

Espacer, éloigner, écarter, disperser les hommes et les animaux; leur donner une plus grande masse d'air et de lumière ; fuir l'humidité.

Par conséquent, éviter toute agglomération, tout encombrement, toute concentration, toute accumulation d'hommes, surtout de malades.

Isoler ceux-ci ; augmenter pour eux les conditions hygiéniques favorables, afin de contrebalancer par là leur propre insalubrité.

Choisir de préférence, pour ces derniers, les localités élevées, parfaitement aérées, et en plein midi.

II

Donner à l'air respiré par les hommes, surtout par les malades, toute la pureté possible, c'est-à-dire, maintenir sa composition chimique naturelle telle qu'elle doit être.

Par suite, éviter avec soin toute stagnation de l'air. L'air qui croupit devient plus nuisible que l'eau stagnante n'est pernicieuse par sa putridité.

L'air renfermé, dans les lieux habités surtout, se sature de principes toxiques dont la malignité est meurtrière.

Qui n'a été à même, en visitant les magasins de vieux habits et de vieux chiffons, de sentir les odeurs animales fétides qui s'en dégagent? Ces odeurs, véritables détritus de matières animales, s'attachent au nez d'une manière si tenace et si fatigante, que des journées entières s'écoulent quelquefois avant que, par la toux, par l'éternuement et par d'autres efforts expiratoires, il ait été possible de s'en débarrasser.

Qu'on juge par ce fait du caractère des émanations animales !

On l'a dit depuis longtemps, rien n'est plus dangereux et plus perfide que l'haleine de l'homme, surtout malade. L'air qui est le réceptacle de nos excrétions pulmonaires, doit donc être incessamment expulsé et renouvelé, dans les appartements où nous résidons.

(*) *Gazette des Hôpitaux* du 2 septembre 1854.

L'aération, la ventilation des habitations remplacent l'air vicié des locaux par un air extérieur pur et sain.

Le chauffage des salles et des appartements renouvelle et purifie tout à la fois l'air qu'ils renferment.

La propreté le maintient plus pur et plus salubre.

Mais la désinfection par le chlore, la chaux, l'acide nitrique, même le vinaigre et le charbon, ou par d'autres agents chimiques, a pour résultat de décomposer, de détruire les miasmes qui rendent l'air délétère; par suite de donner à l'atmosphère qui nous entoure des qualités vivifiantes.

Les trochisques de soufre et de nitre préconisés par le célèbre professeur Chaussier et si heureusement employés en Crimée, contre la peste, par M. le docteur Graperon, méritent aussi une mention particulière.

Comme conséquence de ce qui précède, nous devons ajouter :

Qu'il faut éviter l'installation d'hôpitaux trop populeux ou trop nombreux.

Sous le rapport de la contenance, on ne porte plus aujourd'hui les grands hôpitaux au delà du chiffre de cinq cents malades, lequel représente une masse déjà très-considérable de corps humains.

Plusieurs hôpitaux moindres sont de beaucoup préférables à un seul très-chargé.

Puis on doit éviter avec soin de rapprocher les hospices et hôpitaux les uns des autres.

Mais il faut surtout les écarter du centre des villes, et les pourvoir de promenoirs et de jardins spacieux qui aident à la salubrité de l'air.

Enfin, il faut éviter l'accumulation dans les salles de ces établissements d'un matériel ou d'un mobilier trop considérable, particulièrement des literies et des effets des malades.

L'établissement, dans les salles de malades, de *ventouses* susceptibles d'être constamment ouvertes, est une condition depuis longtemps *jugée* des plus nécessaires pour renouveler l'air des salles. Mais ces ouvertures, dites *ventouses*, ne doivent être placées qu'*au niveau du sol*, parce que c'est dans les régions basses que s'accumule l'acide carbonique qui vicie l'air et dans lequel, sans cela, les malades resteraient plongés, couchés dans leurs lits.

Les vasistas, les ouvertures pratiquées dans les parties supérieures des salles, n'ont plus la même importance et peuvent être facilement remplacées par l'ouverture périodique ou alternative des fenêtres et des portes.

III.

Le traitement des malades dans des baraques ou sous des tentes peut offrir, par rapport à la facilité de l'aération, de précieux avantages en temps d'épidémie.

Cependant, il ne faut pas oublier que l'action des feux de cheminée ou des fourneaux concourt puissamment à l'aération des salles et peut donner tout à la fois, quand le chauffage est bien entendu, la chaleur nécessaire aux malades et la pureté de l'air qu'ils respirent.

IV.

La généralité des villes est bien loin d'offrir, même dans les pays les plus favorisés, des conditions de salubrité parfaites dans toutes leurs parties. Le plus grand nombre sont établies sur des rivières ou au bord des mers, et par suite dans des localités humides ou fort basses.

D'autres, placées sur des coteaux ou sur la cime des collines ou montagnes, présentent des groupes de maisons souvent fort resserrées, et dont les rues sont quelquefois extrêmement tortueuses ou irrégulières.

Les besoins du commerce et de l'industrie, pour les premières; ceux de la défense pour les secondes, paraissent avoir présidé à leur fondation.

Mais, dans le plus grand nombre, on ne s'explique l'insalubrité quelquefois si singulière, des divers quartiers, que par une raison bien simple et que voici : *L'absence d'unité et de toute direction gouvernementale.* Chaque habitant, de longue date, a toujours bâti à sa guise, sans que jamais, à ce qu'il paraît, une autorité supérieure coordonnatrice vînt régler, dans un but commun, et par intérêt pour tous, les constructions qu'il élevait pour son usage.

De là ces rues étroites, tortueuses, fangeuses ou infectes ; les maisons à cinq ou six étages qui touchent au ciel, mais dans lesquelles l'air et la lumière n'entrent pas.

Or, il est deux principes pour les constructions des villes qui sont appelés à régénérer nos populations. Ces principes ressortent des propositions suivantes :

Premièrement, toute habitation, tout appartement, toute chambre occupée par l'homme et que le soleil ne visite pas tous les jours, quand il brille à l'horizon, est une localité malsaine. Donc, que les constructions soient toutes faites en vue d'obtenir les rayons vivifiants du soleil !

Secondement, toute rue dont les maisons présentent une élévation supérieure à sa largeur, est une rue malsaine. Pour que l'air puisse librement circuler dans une rue, il faut de toute nécessité que la hauteur des maisons n'y mette point obstacle. Le principe de l'égalité de la largeur des rues avec la hauteur des édifices, déjà adopté à Londres, produira d'heureux résultats. La France attentive doit se l'approprier.

La campagne, en tous temps, mais surtout en temps d'épidémie, présente des conditions de salubrité qui ne méritent pas d'être dédaignées. Les habitations à la campagne peuvent réunir tous les avantages désirés, et devenir l'objet d'une légitime préférence.

V.

Nous ne quitterons pas ce sujet sans faire remarquer, en terminant, combien le calme, la sérénité de l'âme sont précieux, surtout dans les grandes calamités publiques. Mais nous signalerons particulièrement la nécessité, pour résister à toute atteinte cholérique, d'avoir cette *solidité morale*, cette *fermeté intérieure*, cette *volonté calme et énergique* qui brave toute émotion et toute crainte. C'est surtout par ces qualités que l'homme de l'art, l'homme religieux, l'homme brave et dévoué traverse sain et sauf les plus grands dangers.

Nous dirons aussi volontiers, avec le spirituel rédacteur du *Siècle*, M. Blanchard, que si le plus grand nombre des localités sont accessibles au fléau, il est une région moins ouverte à ses atteintes ; c'est celle d'un corps sain que ne trouble pas la peur, que n'altère pas surtout une foule effrénée de désirs, de passions et de vices.

BAYONNE, 25 Novembre 1854.

ANNOTATIONS.

(1) Le choléra morbus a été connu de tous temps. Tous les auteurs de l'antiquité, Hippocrate en particulier, le signalent et le décrivent comme l'une des maladies les plus graves et les plus dangereuses.

L'historien Josephe signale deux épidémies meurtrières qui enlevèrent en trois jours 70,000 personnes !

La fameuse *Peste Noire* du 14e siècle doit lui être rapportée.

L'épidémie de 1600 qui ravagea l'Europe sous le nom de *Trousse-Galant* doit être également considérée comme une maladie identique au choléra.

Pringle signale le choléra comme endémique à Java. Bontius, qui a pratiqué dans cette dernière île, le décrit. Sydenham a signalé ses dangers et sa périodicité bizarre.

Mais les épidémies de cette affection avaient été comme oubliées par suite de leur rareté.

C'est au mois d'août 1817 que de nos jours cette maladie meurtrière parut dans l'Indoustan. On croit que sa première irruption eut lieu à Jessore, ville située à 33 lieues N. O. de Calcutta, dans le Delta du Gange.

Puis elle atteignit Benarès, à plus de 300 lieues de Calcutta ; et cette dernière ville dans la première semaine de septembre. L'armée anglaise fut alors assaillie par ce formidable ennemi qui ne tarda pas à gagner la Chine. (MOREAU DE JONNÈS.)

(2) Les relevés de la mortalité cholérique pour la France entière sont :

Pour l'année 1832, de 120,000 décès.
Pour id. 1849, de 102,000 id.

Au 19 novembre 1854, les décès cholériques pour toute la France avaient été de 120,760.

L'épidémie était alors considérée comme éteinte, du moins à Paris.

Le fléau avait sévi sur 4,743 communes. (*Estafette* du 23 novembre 1854.)

D'après la *Gazette des Hôpitaux* du 16 septembre 1854, la mortalité comparative des cholériques avait été :

En 1832, de 47 %.
En 1849, de 55 %.
En 1854, elle était de 52 %.

(3) Nul doute que la connaissance d'un agent chimique qui, semblable au vaccin, pourrait neutraliser le miasme cholérique, ne fût une admirable découverte. Mais en attendant ce merveilleux préservatif, la connaissance des circonstances dont le concours favorise ou entrave le fléau est toute puissante. Elle peut même conduire à la découverte de l'antidote recherché.

En effet, c'est toujours en analysant ou en séparant les différents éléments des corps ; en étudiant les conditions de leur union, qu'on parvient à connaître le jeu des affinités, à dominer et à changer les combinaisons nuisibles, et par suite à modifier la nature et les influences des corps.

De là l'importance des études physiques et chimiques qui permettent à l'homme de neutraliser les agents toxiques en les décomposant ou en séparant leurs éléments.

Ainsi se trouve démontrée, au physique comme au moral, la vérité de cette maxime célèbre :

Divide ut imperes.

Pour *gouverner* la matière inerte ou la matière animée, les principes sont toujours les mêmes. Il faut changer les conditions des corps et donner à ceux ci d'autres combinaisons.

Puisque d'ailleurs, selon un axiome de mathématique, de physique et de morale,

L'union fait la force,
La division la faiblesse ;

il faut *diviser* les éléments du *fait cholérique ;* il faut diviser les malades, loin de les concentrer et de les réunir ; c'est ainsi seulement qu'on pourra obtenir contre le fléau toute la puissance possible.

(4) Dans tout ce qui est dit ici, le choléra-morbus n'est considéré que sous le rapport de ses causes, non sous le rapport des lésions qui le caractérisent.

En effet, si cette affection est envisagée par rapport à ces lésions, le nom scientifique qu'il faudra lui donner sera celui de *gastro-colite spasmodique;* ou, si l'on veut encore, pour les cas les plus graves, celui d'*apoplexie abdominale.*

C'est par ces désignations spéciales qu'il est possible de caractériser la nature de ses phénomènes morbides, et par suite d'assigner la place qu'il doit avoir dans les cadres nosographiques.

Nous renvoyons à cet égard aux développements que nous avons donnés ailleurs à ces idées, comme conséquences rigoureuses de l'observation médicale et des nécropsies.

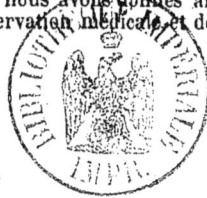

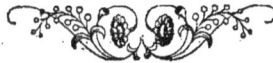

BAYONNE , Imprimerie de Vᵉ LAMAIGNÈRE née TEULIÈRES, rue Pont-Mayou, 39.

www.ingramcontent.com/pod-product-compliance
Lightning Source LLC
Chambersburg PA
CBHW050359210326
41520CB00020B/6372